AF585962

OBSERVATIONS

Sur la nature & sur les effets de la mauvaiſe odeur des Lieux ou aiſances & cloaques, & ſur l'importance dont il eſt d'éviter cette mauvaiſe odeur pour la conſervation de la ſanté.

'EST une verité conſtante que la mauvaiſe odeur des Lieux deſtinez aux immondices eſt tres préjudiciable à la ſanté. Ce mauvais air eſt ſi dangereux qu'il produit ſouvent des maladies tres facheuſes, quoy qu'on ne s'apperçoive pas toûjours qu'elles ſoient cauſées par cette vapeur infecte, & il eſt d'une importance plus grande qu'on ne croit de s'en garentir.

La raiſon qui fait qu'on a de la peine à comprendre les dangereux effets que cauſe la mauvaiſe odeur qui s'exhale de ces lieux, c'eſt qu'elle n'agit pas toûjours ſur nos corps d'une maniere fort ſenſible; mais ſi l'on conſidere que ceux qui vuident les

Lieux ou Aiſances ne vivent gueres, que pluſieurs même en ſont ſoudainement ſuffoquez, ou en demeurent malades, que d'autres enfin en perdent la vûë, on connoitra par ces experiences fatales qui ne ſont que trop journalieres, combien la malignité de la vapeur qui s'exhale de ces endroits eſt dangereuſe, & voicy les raiſons phyſiques de cette malignité.

La mauvaiſe odeur en general, & particulierement celle des Lieux eſt une vapeur ſubtile qui provient d'une matiere corrompuë pleine de ſoufre & de ſels, dont les parties tres-irregulieres aiguës & tranchantes, ſe répandent par leur rapidité & penetrent par leur agilité dans tous les endroits voiſins. On reſſent avec douleur l'action de ce ſoufre & de ſes ſels, lors qu'ils ſont portez par la reſpiration dans les mamillaires du nez, qui ſont les organes où aboutiſſent les nerfs qui portent les odeurs au cerveau. Ces parties irregulieres & tranchantes inciſent, pour ainſi dire, & remuënt ſi fort le bout de ces nerfs, qu'elles portent leur mouvement juſqu'à leurs autres bouts, qui ſont répandus dans la ſubſtance du cerveau, & c'eſt ce qui cauſe les grands maux de teſte qu'on reſſent principalement lorſque la vapeur eſt abondante par le volume de la matiere, & qu'on l'a reſpirée quelque temps.

La douleur ou l'impreſſion que cette matiere fait ſur le cerveau en ébranlant ſes fibres avec violence, eſt un avertiſſement que la nature nous donne pour éviter quelque choſe de plus facheux ; voici le plus dangereux effet de cette vapeur infecte. C'eſt qu'étant portée par la reſpiration de la trachée artere dans la ſubſtance du poulmon, elle ſe méle incontinent avec la maſſe du ſang, lequel eſt porté du cœur dans le poulmon par l'artere veneuſe, pour y recevoir un air frais, & eſt de nouveau portée du poulmon dans le cœur par la veine arterieuſe. Cette vapeur ſe mélant ainſi dans le ſang, ne peut qu'y cauſer de grands deſordres, parce que ſes parties dont les configurations ſont tres-differentes de celles du ſang & d'un autre mouvement, en retardent la circulation, & le diſpoſent à la coagulation, qui eſt de toutes les diſpoſitions du ſang la plus dangereuſe.

Les funeſtes maladies que l'on voit tous les jours cauſées par le mauvais air, ne prouvent que trop ce qu'on vient d'avancer ; on ne doute point par exemple que la petite verole, les fiévres putrides, la peſte & d'autres maladies de cette nature ne ſe communiquent par le mauvais air qui tranſpire continuellement de ceux qui en ſont attaquez. Or ce ne peut eſtre que par la reſpiration de ce mauvais air qu'on peut gagner ces maladies. La preuve en eſt encore bien évidente à l'égard de ceux qui vont ſur les

Lieux de commodité aprés des personnes qui ont la dissenterie; car l'experience fait connoisttre qu'ils y prennent souvent cette maladie. On ne doit donc pas douter qu'on n'y en puisse gagner beaucoup d'autres de cette maniere quand elles sont de nature à se pouvoir communiquer.

On peut encore ajoûter, pour faire connoistre combien le mauvais air de ces Lieux infects est pernicieux à la santé, ce qu'on remarque tous les jours à l'égard de l'or & de l'argent qu'il noircit considerablement quand on vuide les Lieux : & quoyque l'or ſoit celuy des métaux le moins ſuſceptible d'impreſſion parce que ſes pores ſont tres ſerrez, les parties de la matiere de ce mauvais air ne laiſſent pas de s'y attacher, à cauſe, comme il a eſté dit, qu'elles ſont tres-aiguës & tranchantes. L'argent & les autres métaux en ſont encore plus alterez, parce que leurs pores ne ſont pas ſi ſerrez que ceux de l'or. Ces experiences & bien d'autres qu'on pourroit rapporter doivent convaincre de la malignité de ces parties excrémenteuſes qui peuvent faire une bien plus forte impreſſion ſur noſtre ſang & ſur les parties nobles de noſtre corps, que ſur des corps durs comme les métaux.

Cependant les Lieux communs ſont ſi neceſſaires qu'on ne peut abſolument s'en paſſer ; il eſt vray qu'on n'en reſſent pas partout les mêmes incommoditez. Les maiſons de Communauté où il y a d'ordinaire un fort grand nombre de perſonnes, ſont celles où l'on en ſouffre d'avantage ; la raiſon eſt qu'il n'y a ſouvent qu'une ſeule foſſe pour tous ceux qui habitent la maiſon, & que la chauſſe de ces Lieux n'eſt ordinairement qu'une grande ouverture en forme de cheminée, laquelle n'eſt ſeulement ſeparée que par les ſieges qui ſont en haut ; & comme la foſſe eſt fort grande elle doit par conſequent contenir beaucoup de matiere ; c'eſt pourquoy dans le changement de temps l'air ayant la liberté d'entrer par cette grande ouverture, remuë & fermente ſi fort la matiere, qu'il s'éleve une grande quantité d'exhalaiſons, qui en ſe répandant par toute la maiſon l'infectent & peuvent cauſer beaucoup de maux à ceux qui l'habitent.

On ne reſſent pas de ſi grandes incommoditez dans les maiſons particulieres pour deux raiſons ; l'une parce que les foſſes ne ſont pas ordinairement ſi grandes, & qu'elles ne contiennent pas tant de matiere ; l'autre raiſon eſt que la chauſſe n'ayant que huit à neuf pouces de diametre, elle ne reçoit pas tant d'air pour fermenter la matiere, & par conſequent il s'en éleve moins d'exhalaiſons.

L'on a cherché juſqu'à preſent tous les moyens pour remedier à cette incommodité, mais aſſez inutilement.

Les uns ont fait des ventouzes juſques dans la foſſe des Lieux pour y faire paſſer les exhalaiſons qui s'y fermentent, & diminuer celles qui paſſent dans la chauſſe. Les autres y ont jetté de la nége durant l'hyver pour faire fondre & filtrer les matieres dans les terres. D'autres ont foüillé les foſſes juſqu'à l'eau afin d'y noyer, pour ainſi dire, les exhalaiſons qui cauſent la mauvaiſe odeur. D'autres enfin ont fait un glacis au bas de la chauſſe, afin que les exhalaiſons qui s'élevent en lignes droites fuſſent arreſtées par la rencontre de la voûte.

De tous ces moyens, 1o. celuy de faire des ventouzes jusques dans la fosse des Lieux ne peut estre d'aucune utilité, à cause que plus il y a d'ouverture dans une fosse, plus la matiere y est fermentée, & par consequent il s'en éleve plus d'exhalaisons ; de sorte qu'il en passe pour le moins autant par la chausse des Lieux, que quand il n'y a point de ventouze.

2o. Pour la nége elle peut bien fondre les matieres & les faire filtrer dans les terres ; mais ce n'est que pour fort peu de temps qu'elle peut diminuer une partie de l'incommodité qui revient toûjours quand on remet de nouvelles matieres dans la fosse.

3o. A l'égard de foüiller les fosses jusqu'à l'eau, il est constant qu'elle emporteroit toutes les mauvaises odeurs si l'eau étoit courante; mais comme cela se trouve rarement, il arrive que quand l'eau ne peut s'écouler qu'en diminuant fort peu de l'incommodité, les puis voisins en sont ordinairement infectez.

4o. Le glacis qu'on fait au fond de la chausse peut aussi diminuer quelque chose de la mauvaiſe odeur, mais on doit craindre que cela n'engorge l'entrée de la foſſe.

Aprés avoir fait connoiſtre par des raiſons ſolides & convainquantes les dangereux effets que cauſe le mauvais air des Lieux de commodité, & fait voir l'inutilité des moyens dont on s'eſt pû ſervir juſqu'à preſent pour s'en garentir. On avertit le public que le ſeul & infaillible moyen d'empeſcher cette mauvaiſe odeur pour toûjours, a enfin eſté trouvé, de maniere qu'on n'en reſſentira plus aucune incommodité dans quelque ſaiſon que ce ſoit, ni dans les changemens de temps.

Ce moyen eſt ſi certain, qu'on pourra dorénavant mettre des Lieux de commodité par tout où la bienſeance le pourra permettre, ſans en reſſentir aucune mauvaiſe odeur ; en ſorte qu'on pourra ſe paſſer de chaiſes percées qui ſont tres incommodes & deſagreables, parce qu'on empeſchera abſolument que les exhalaiſons ne montent par la chauſſe des Lieux, & ne ſe répandent en aucune façon, pas même dans le temps des beſoins.

Ce meſme ſecret ſervira encore pour empeſcher la

mauvaiſe odeur des puiſarts ou trous perdus qu'on eſt obligé de faire pour recevoir les eaux des offices baſſes & de toutes ſortes d'égoûts qui peuvent eſtre fermez. L'incommodité qu'on reçoit des trous perdus en a fait entierement abandonner l'uſage; mais l'on pourra dorénavant par ce moyen en faire, ſans craindre qu'ils répandent aucunes vapeurs ny infections, ce qui ſera fort avantageux pour ménager le terrein du rez de chauſſée, dans les endroits où la place eſt rare.

Les experiences qui en ont eſté faites en preſence de perſonnes éclairées, leur a perſuadé que l'invention qu'on a découverte étoit la ſeule & unique choſe qui pouvoit faire cet effet ſi utile, & c'eſt ſur le rapport qui en a eſté fait au Roy, que ſa Majeſté à accordé un Privilege pour donner cette commodité au Public.

L'adreſſe eſt chez Monſieur Lay Marchand de Fer ruë de la Verrerie, au bout de celle du Cocq.

LETTRE DE Mr HELVETIUS Medecin du Roy.

JE vous renvoye, Monſieur, vos Obſervations ſur la mauvaiſe odeur ; je les ay leuës avec beaucoup d'attention, & de plaisir ; & je n'ay rien trouvé dans ce Discours qui ne m'aye parû trés-conforme aux regles de la Medecine. Les raisons dont vous vous servés pour montrer combien le mauvais air est pernicieux à la santé, sont fondées sur des principes de Physique dont tout le monde convient. En mon particulier je vous applaudis de cette découverte que je regarde comme une des plus utiles qu'on aye inventée de ce siecle. Ie souhaite que le public la reçoive aussi favorablement qu'elle le merite, & que vous en tiriés toute la satisfaction & l'avantage que vous en devés naturellement attendre. Ie suis, Monsieur, vôtre trés-humble & trés-obeïssant Serviteur,

A. HELVETIUS D. E. M.

PRIVILEGE DU ROY.

LOUIS par la grace de Dieu Roy de France & de Navarre : A nos amez & feaux les Gens tenans nos Cours de Parlemens, Maistres des Requestes ordinaires de nostre Hostel, Prevost de Paris, Baillifs, Sénéchaux, leurs Lieutenans, & à tous autres nos Justiciers & Officiers qu'il appartiendra, SALUT. Nostre bien amé Pierre Bullet l'un de nos six Architectes, & de nostre Academie Royale d'Architecture, Nous ayant tres-humblement fait remontrer, qu'il avoit trouvé le secret d'empêcher la mauvaise senteur des Lieux vulgairement appellez communs ou aisances, des cloaques des offices basses & égoûts, par le moyen d'une machine qu'il avoit inventée, Nous en aurions fait faire l'épreuve par personnes experimentées, qui nous ont fait connoistre l'utilité de cet établissement, & l'avantage que nos Maisons Royales & le public en pouvoient recevoir ; ce qui nous a obligé, pour le recompenser de la recherche d'une chose si utile & si necessaire, de luy accorder le pouvoir seul & à l'exclusion de tous autres, de faire fabriquer, vendre, debiter, & faire poser lesdites machines dans toutes nos Maisons, & celles de nos Sujets. A CES CAUSES, Nous avons audit Bullet seul & à l'exclusion de tous autres, permis, octroyé & accordé, permettons, octroyons & accordons par ces Presentes signées de nostre main, la faculté & privilege de faire fabriquer, vendre, debiter & faire poser dans toutes les Maisons, Lieux & Chasteaux de nostre Royaume, & Terres de nostre obéïssance, lesdites Machines, où l'on desirera d'en faire mettre, pour empêcher que lesdits Lieux communs, cloaques & égoûts, ne produisent & répandent de mauvaises odeurs ny infections, & ce pendant le temps de trente années. Faisant tres-expresses inhibitions & défenses à toutes autres personnes de quelque qualité & condition qu'elles soient, de faire fabriquer, vendre, debiter, avoir en leurs maisons, ny faire poser en aucun lieu de nostre Royaume, & Terres de nostre obéïssance, pareilles machines, sans le consentement exprés & par écrit dudit Bullet, ou ceux qui auront droit de luy, à peine de destruction & confiscation desdites Machines, dépens, dommages & interests, & de trois mil livres d'amende, applicable un tiers au dénonciateur, un tiers à l'Hôpital des lieux où les contraventions seront faites, & l'autre tiers audit Bullet, à moins que les Machines & autres inventions que l'on pourra proposer dans la suite pour parvenir au même effet, ne soient d'un genre tout different de la machine dudit Bullet; & afin que ces clauses & conditions soient choses connuës de tous, Nous voulons & ordonnons que ledit Bullet fasse poser dans l'endroit le plus apparent des Fabriques & Magazins que Nous luy permettons d'établir pour cet effet dans tous les lieux de nostre Royaume qu'il desirera, & sur les portes exterieures d'iceux, copie du contenu au present Privilege, à ce qu'aucun n'en ignore. SI VOUS MANDONS, que ces Presentes vous ayez à faire registrer, & du contenu en icelles joüir & uſer ledit Bullet, ou ſes ayans cauſe pendant ledit temps, pleinement & paiſiblement, ceſſant & faiſant ceſſer tous troubles & empêchemens. Voulons en outre qu'aux copies collationnées par l'un de nos amez & feaux Conſeillers-Secretaires, foy ſoit ajoûtée comme à l'Original : CAR tel eſt noſtre plaiſir. DONNE' à Verſailles le dernier jour de May, l'an de grace mil ſix cens quatre-vingt-quinze, & de noſtre Regne le cinquante-troiſiéme. Signé, LOUIS. Et plus bas, Par le Roy, PHELYPEAUX. Et ſcellé.

Regiſtré, ouy le Procureur General du Roy, pour joüir par l'Impetrant de leur effet & contenu, & eſtre executé ſelon ſa forme & teneur, ſuivant l'Arreſt de ce jour. A Paris en Parlement le 30. Decembre 1695. Signé, DONGOIS.

Collationné à l'Original par Nous Conſeiller-Secretaire du Roy, Maiſon, Couronne de France, & de ſes Finances.

www.ingramcontent.com/pod-product-compliance
Lightning Source LLC
LaVergne TN
LVHW052025160826
845678LV00003B/1210
9782329639505